AF313582

TRAITÉ

DE

LA GALE

ET

DES DARTRES

DES ANIMAUX.

Par M. CHABERT, Directeur & Inspecteur général des Écoles royales - vétérinaires de France, Correspondant de la Société royale de Médecine, &c.

A PARIS,

DE L'IMPRIMERIE ROYALE.

M. DCCLXXXV.

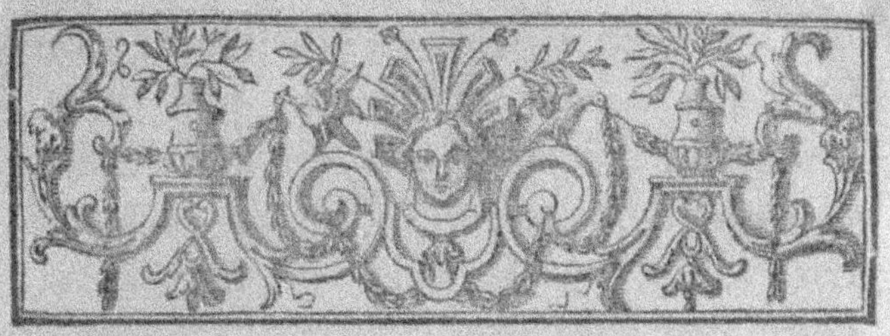

DE LA GALE

ET

DES DARTRES

DES ANIMAUX.

I.

LA Gale & les Dartres sont des maladies de la peau, qui consistent dans une éruption de pustules sur une ou plusieurs parties des tégumens ; cette éruption étant accompagnée de prurit.

La gale diffère des dartres par la situation, l'étendue & la forme des efflorescences qui caractérisent ces maladies.

A ij

Les dartres peuvent affecter une ou plusieurs parties du corps; mais elles occupent de préférence les parties des tégumens qui adhèrent de plus près aux os, telles que la peau de la tête & celle des hanches.

La gale, au contraire, n'affecte point la tête; mais elle peut occuper toutes les autres parties de l'animal, en affectant de préférence néanmoins les parties des tégumens sous lesquelles il y a le plus de graisse, & où la peau est le plus lâche.

Les dartres ont moins d'étendue en superficie que la gale, mais celle-ci creuse moins & offense moins les tégumens que les dartres.

L'une & l'autre de ces éruptions ont reçu des noms différens, suivant les parties qu'elles affectent, & l'espèce d'animal qui en est attaqué.

La gale qui, dans le cheval, le mulet & l'âne, occupe les plis que forme la peau sur la partie supérieure de l'encolure sous la crinière, est connue sous le nom de *Roux-vieux*.

Les dartres qui affectent la tête du mouton & des bêtes à corne, ont reçu dans les différens pays, diverses dénominations, tels que *teigne*, mal de *moure*, le *criquet*, le *croquet* ou le *craqueto*, la *givrogne*, le *lézard* & le *pso*.

Tous les animaux domestiques sont sujets à la gale & aux dartres ; mais celui de tous qui y est le plus exposé, & en qui ces maladies sont le plus opiniâtres, c'est le chien. Le mouton y est aussi très-sujet, mais elle n'est pas à beaucoup près aussi rébelle dans cet animal que dans le précédent, ainsi que dans le cheval, le mulet, l'âne, le bouc & le cochon.

II.

Les pustules qui décèlent la gale, abondent en suppuration, ou ne fournissent qu'une matière épaisse & visqueuse, qui bientôt desséchée sur la surface du derme par le contact de l'air, se montre sous la forme d'écailles ou de poussière ; de-là la distinction que la Chirurgie humaine a faite de cette maladie, en gale sèche & en gale humide.

I I I.

Il nous a paru que la première étoit le partage des tempéramens pituiteux, lâches & mous, & que la seconde affectoit plus particulièrement les bilieux. Nous avons cru remarquer qu'en général le cheval, l'âne, le mulet & les chiens à poil ras, & sur-tout les oreilles de ces derniers animaux, étoient plus sujets à la gale sèche ; la queue & la crinière des solipèdes, le mouton & le chien à long poil, ne sont communément affectés que de la gale humide.

I V.

Les pustules qui caractérisent la gale sèche, sont très-petites, très-multipliées & très - près les unes des autres ; le prurit qui les accompagne, est extrême, & l'animal trouve une sensation très-agréable à se frotter : le frottement est suivi de chaleur, de douleur, de tension & de cuisson, & c'est ce dont on peut se convaincre en touchant la partie malade. Cette gale gagne de proche en proche, & s'étend toujours de plus en plus, si l'on n'en arrête les progrès; j'ai vu des chevaux qui en étoient entièrement couverts; mais elle attaque plus particulièrement l'encolure, les épaules, le garot, l'épine, la croupe & les côtes.

V.

LES pustules qui décèlent la gale humide, sont plus ou moins larges & plus ou moins élevées; leur sommet est blanchâtre, & l'humeur purulente qu'elles contiennent, s'épanche dans peu de temps, ou par le frottement ou spontanément; le centre de l'exanthème est cavé, & a tous les caractères d'un véritable ulcère: les sucs épais & visqueux qui découlent des vaisseaux lacérés, remplissent cette excavation; ils deviennent de plus en plus visqueux, & leurs parties les plus déliées étant évaporées, ils acquièrent infiniment de consistance, d'où naît la pellicule crustacée qui clôt & cache la cavité ulcérée qui caractérise la gale dont il s'agit;

elle eſt moins prurigineuſe, mais plus douloureuſe que la précédente ; ſi les puſtules ſont rapprochées, les ſucs des unes s'épanchent dans les autres ; ces ſucs ſe lient & s'amalgament, & ils ne forment bientôt plus qu'une ſeule & unique croûte de matière deſſéchée qui a quelquefois pluſieurs pouces de ſurface & pluſieurs lignes d'épaiſſeur, ce qui gêne & contraint l'action des parties ſur leſquelles elle eſt ſituée.

V I.

L A dartre diffère de la gale ſèche, en ce que les puſtules qu'elle forme, ſont plus petites, que l'humeur qu'elles fourniſſent eſt plus âcre & plus ténue, qu'elle s'épanouit & s'étend moins rapidement ſur la ſurface du cuir ; ſon ſiége le plus ordinaire eſt le tour des paupières, le front, les os du nez, les joues, & quelquefois toutes les parties de la tête à la fois : ſi elle afflige quelques parties du corps & de l'encolure, la place qu'elle occupe, eſt ronde, & la tuméfaction du tégument eſt circonſcrite par une induration très - marquée.

V I I.

Les différences du roux - vieux à la gale humide , portent sur ce que le siége du premier est uniquement, comme nous l'avons dit , dans la crinière, c'est - à - dire, dans les plis que forme la peau qui couvre la partie supérieure du ligament cervical ; cette maladie arrive communément aux encolures épaisses & chargées, les chevaux entiers y sont très - sujets : les pustules sont très-profondes , leur siége est dans les bulbes des crins , ce qui établit de véritables petites tumeurs enkistées , ouvertes à la superficie par un émissaire très-petit en raison du fond ; plusieurs de ces pustules s'ouvrent quelquefois par leurs parties latérales les unes dans les autres , alors le foyer est très-grand, nous en avons vu qui occupoient un pli entier ; elles renferment souvent des vers , & toujours beaucoup de matière blanchâtre *(voyez les maladies vermineuses) ;* l'encolure des chevaux de charrette, chez lesquels cette maladie est ordinairement négligée, présente très-souvent de ces clapiers renfermant les insectes dont nous venons de parler.

VIII.

TOUTES ces différences nous démontrent que la gale sèche est aux dartres, ce que la gale humide est au roux-vieux, & que ces maladies ne diffèrent que du plus au moins ; en effet, elles reconnoissent les mêmes causes, les mêmes procédés en triomphent ; elles sont toutes également contagieuses, & la contagion des unes & des autres a lieu non-seulement entre les animaux de la même espèce, mais entre les animaux d'espèce différente ; la manière la plus ordinaire, & peut-être la seule dont cette contagion s'opère, est par les pores absorbans des tégumens ; au surplus, l'animal dartreux ne communique pas toujours des dartres, ni le galeux la gale ; cette dernière, ainsi que le roux-vieux, naît quelquefois à la suite d'un attouchement dartreux,

& vice versâ. Les effets de ce virus nouvellement admis, ne font pas toujours dans l'individu qu'il pénètre, ce qu'ils étoient dans celui qui le communique ; les modifications qu'il éprouve, dépendent de l'état actuel des humeurs qu'il attaque, & de l'action des organes qui, plus ou moins fusceptibles de son impreffion, rendront fes effets ou nuls, ou de peu de conféquence, ou fâcheux. La gale qui affecte les chiens, fe guérit avec affez de facilité, fur-tout lorfqu'elle eft récente & que le fujet eft intact d'ailleurs ; mais fi l'homme, le cheval, le mouton, &c. tiennent cette maladie de l'efpèce canine, elle devient on ne peut pas plus rébelle, & produit très-fouvent des effets terribles. Nous devons attribuer ces phénomènes à l'activité des particules virulentes émanées du corps infecté ; elles font d'autant plus actives & fubtiles dans le chien, que la fécrétion de la peau fe borne en lui à l'infenfible tranfpiration, excrétion qui n'eft fi forte, fi pénétrante & fi odorante, que par l'abondance des particules fulfureufes

& falines, presque nues & dépourvues de toute espèce de véhicule ; les parties aqueuses & féreuses du sang, trouvant du côté des reins une issue plus facile que du côté du derme, font & doivent être en effet plus malfaifantes à proportion qu'elles approchent de plus près de leur état primitif & élémentaire : les humeurs dans les animaux carnivores, font très-alkalefcentes, & il ne falloit pas moins que cette difpofition pour les fubtilifer & les rendre propres à être admifes par les pores exhalans de la tiffure compacte des tégumens. Telles font peut-être les caufes mécaniques qui rendent cet animal fi fujet à cette maladie, & qui font qu'on la voit naître fréquemment dans les chenils même les mieux foignés, où elle eft en quelque forte enzootique.

I X.

ELLE eft fouvent épizootique dans les bêtes à laine, & cette épizootie règne le plus fouvent au renouvellement de la belle faifon ; elle eft auffi épizootique dans les folipèdes, mais elle eft plus fouvent fporadique.

Les bêtes à cornes y font fujettes, mais moins que la chèvre & le cochon.

La queue du finge y eft très-expofée, & nous avons vu cet animal dévorer cette partie jufqu'au tronçon, il en eft réfulté des ulcères & des hémorragies mortelles.

Quant à la teigne, ou lézard, &c. du mouton, elle fe montre d'abord fur le nez, elle s'étend fur le chanfrein, les paupières, les falières, les joues, les oreilles & fous la ganache ; ce n'eft que lorfque la maladie eft ancienne & qu'elle a fait des progrès, qu'elle fe montre entre les ars, fous le ventre, autour des articulations, & notamment dans les plis des genoux, des jarrets & des paturons ; elle diffère de la gale proprement dite, qui affecte ces mêmes animaux, en ce qu'elle paroît refpecter les endroits garnis de laine, tandis que la gale n'attaque que ceux qui en font couverts.

Les puftules qui caractérifent la teigne, font plus ou moins larges ; il

y en a de trois à quatre lignes de dia-
mètre, elles font rouges dans le prin-
cipe, leur fommet blanchit par la fuite,
elles s'ouvrent & laiffent couler une féro-
fité très - âcre, qui corrode l'épiderme
& fait tomber le poil : ces petits dépôts
ouverts, & l'humeur féreufe évacuée,
il refte un ulcère cruftacé qui durcit,
épaiffit & tuméfie la peau : cette tuméfaction s'étend de proche en proche,
& défigure entièrement la partie ; on
a vu des moutons perdre la vue après
l'éruption d'une très - grande quantité
de ces puftules fur les parties environ-
nantes du globe, & plufieurs perdre la
vie lorfque cette éruption fe faifoit mal,
ou ce qui eft le plus ordinaire, lorfque
cette maladie étoit traitée avec des topiques ftiptiques, ainfi qu'il eft d'ufage :
il y a encore entre la gale proprement
dite & le lézard, cette différence, que
le prurit qui précède & accompagne
l'éruption de la première, eft plus
confidérable que celui qui précède &
accompagne l'éruption du fecond.

X.

Ces maladies pſoriques ſont ordinairement une ſuite de la rétention des
parties excrémentitielles dans l'intérieur
des individus, ſoit à raiſon de la foibleſſe
des organes ſécrétoires & excrétoires,
ou de leur obſtruction, ſoit à raiſon de
la viſcoſité, de la ténacité & de la com-
pacticité des molécules ſanguines &
lymphatiques, &c. &c. Tout ce qui
peut appauvrir le ſang, affoiblir le ton
des ſolides, épaiſſir la lymphe, la charger
de parties âcres & hétérogènes, reſſerrer
& criſper les vaiſſeaux europoétiques &
les pores évaporifères de la ſurface du
corps, ſera & doit être regardé comme
la cauſe du virus dont il s'agit ; il peut
naître d'une perte exceſſive de lait &
de ſemence, de la rétention de ces
ſécrétions, des alimens mal récoltés &
échauffés, de la trop grande ou de la
trop petite quantité dans les rations, de
la mal-propreté & de la craſſe dans laquelle on laiſſe croupir les animaux, du
défaut d'exercice, enfin de l'admiſſion

des particules de ce virus dans un animal
sain. On voit souvent éclore ces maladies dans le cheval, après certaines affections de poitrine, telles que la gourme,
la fausse gourme, la péripneumonie, la
morfondure, la morve, &c. après la
cure des eaux, des javarts, des atteintes
& autres maux qui auront fait beaucoup
souffrir l'animal, & auront exigé un sé-
jour plus ou moins long dans l'écurie:
presque tous les chevaux épais & massifs
qui y sont condamnés par une cause
quelconque, sont bientôt affectés de
cette maladie, si l'on n'a soin de les
panser régulièrement de la main trois
fois par jour, de diminuer leur ration
& d'entretenir la fluidité de leur sang.

Quant aux causes que l'on peut ac-
cuser dans une gale épizootique, comme
elles ne peuvent être que générales,
elles existent ou dans la température de
l'atmosphère, ou dans la qualité des
alimens, tant solides que liquides, dont
les animaux font usage.

Les temps humides, des pluies froides
qui crispent & resserrent les pores, les

fréquens

fréquens changemens dans l'atmofphère, le paſſage ſubit d'un air froid à un air chaud, donnent lieu à cette maladie.

Des fourrages vaſés, poudreux, ſerrés avant d'être aſſez ſecs, des grains corrompus, des eaux croupies, &c. porteteront dans les liqueurs une véritable perverſion, & donneront lieu à une infinité de maux, dont le plus à craindre ne ſera pas celui qui nous occupe.

La diſette des alimens laiſſe la machine toujours en perte, & privée de la réparation néceſſaire à la conſervation de l'animal, le ſang eſt dépouillé de ſes parties balſamiques, il eſt ſurchargé de molécules terreſtres & groſſières, il s'épaiſſit & ne peut que contracter en même temps une grande acrimonie : telle eſt l'origine trop fréquente des maladies les plus rébelles de la peau.

Les déſordres que ce virus porte dans les viſcères des animaux qu'il affecte, ſont des infiltrations, des épanchemens, des flétriſſures, des congeſtions, & plus particulièrement des inflammations & des indurations dans les viscères sanguins ; les poumons sont ceux qui éprouvent le plus les effets de cette maladie ; on les a vus couverts de pustules semblables à celles qui caractérisoient la gale à l'extérieur, & les bronches ont été trouvées farcies de matière jaunâtre & concrète, &c. &c.

X I.

L'ÉRUPTION ou l'apparition des pustules qui caractérisent ces maladies, doit être envisagée comme l'effet d'un mouvement spontané du sang & des humeurs, & dépendant du surcroît de forces des solides : il seroit néanmoins dangereux d'inférer de cette vérité, que cette action des solides dût suffire pour l'entière dépuration de la masse. Les particules morbifiques & salines, déposées sur la surface des tégumens, seroient bientôt repompées par les vaisseaux absorbans, & leur nouvelle introduction dans le torrent, pervertissant de plus en plus les humeurs, produiroit bientôt, ainsi qu'on l'a vu souvent, l'atrophie, le marasme & la mort.

X I I.

Nous dirons encore qu'il eſt des gales qui s'établiſſent à la circonférence des ulcères vaſtes & étendus, lorſque ces mêmes ulcères tendent à ſe cicatriſer; cette gale a quelquefois pour cauſe, le ſéjour & le deſſéchement de la matière ſuppurée ſur les bords de la cavité ulcérée; mais nous l'avons vu naître lorſqu'on ne pouvoit accuſer ce défaut de ſoin, ni la mal-propreté; elle étoit donc alors la ſuite des efforts de la Nature, pour ſe débarraſſer des humeurs auxquelles ces mêmes ulcères ne fourniſſoient plus qu'imparfaitement un paſſage, & peut-être plus encore l'effet de la déſorganiſation des parties qui ont éprouvé une longue ſuppuration : cette eſpèce de gale, qui n'eſt réellement point dangereuſe par elle-même, demande la plus grande attention, pour éviter que l'animal ne porte les dents à la partie malade, ou ne la frotte contre les corps voiſins; par cela ſeul, des taupes, des maux de garot, des bleſſures

fur les lombes , & des javarts encornés ,
près d'être guéris & cicatrifés , font
devenus incurables ; les plaies réfultant
de la fection fimple de la queue , ou de
l'opération à la manière des Anglois ,
font quelquefois dans ce cas ; il en a
été de même enfuite de l'amputation
de celle d'un chien braque ; tous les
moyens pour l'empêcher de ronger fa
queue , étoient infuffifans , & ce n'eft
qu'avec la plus grande peine qu'on eft
parvenu à la guérifon de l'ulcère pfo-
rique qui s'y étoit formé.

X I I I.

D'APRÈS tout ce que nous avons
dit de cette maladie , fes fymptômes
font ou doivent être fenfibles & mani-
feftes à tout le monde ; ceux qui réful-
tent de la chute des poils , du dépouil-
lement , de la dureté , de l'épaiffeur &
de la roideur des tégumens , font équi-
voques & communs à plufieurs maladies
de la peau ; le feul vraiment certain eft
le prurit que l'on excite en grattant légè-
rement avec le doigt la partie malade

ou menacée de l'éruption, si la demangeaison est extrême, si l'animal se frotte avec une sorte de fureur contre tous les corps durs qui sont à sa portée, le caractère de cette maladie n'est plus équivoque.

X I V.

LE traitement de cette maladie doit être établi d'après les symptômes qui l'accompagnent, les causes qui lui ont donné lieu, la forme sous laquelle elle se montre, la situation, le nombre & l'étendue des parties affectées, l'ancienneté du mal, l'état actuel du malade, le climat qu'il habite, la saison régnante, le tempérament & les maladies qui ont précédé l'éruption, & qui lui ont le plus souvent donné lieu, &c.

X V.

IL est des gales légères qui paroissent çà & là & qui disparoissent aussitôt, la propreté en est le seul remède; mais si elles se remontrent, il faut avoir recours à d'autres moyens.

La gale acquise, qui émane du chien,

est plus dangereuse pour l'homme que pour les autres animaux, & celle que l'homme communique aux animaux herbivores, est plus fatale à ces brutes, que celle qui règne entr'elles ; la gale de ceux-là n'est pas bien dangereuse pour l'homme ; plusieurs Élèves & nous-mêmes avons été affectés de prurit & de petites pustules, pour avoir été exposés au contact de la poussière que l'étrille & la brosse enlevoient de la surface du corps d'un cheval affecté d'une forte gale, ces accidens n'ont eu aucune suite, & se sont dissipés d'eux-mêmes.

Celle des agneaux & des moutons cède plus facilement aux remèdes que celles du bouc, de la chèvre & du cochon ; celle du bœuf résiste encore moins.

X V I.

LES dartres (VI) qui couvrent & masquent la tête de certains chevaux, sont très-rebelles, si elles sont étendues & anciennes ; il y a même de

l'imprudence & de l'impéritie , non-
seulement à en entreprendre la cure ,
mais même à guérir la maladie dans un
grand nombre de circonstances , telles
que dans celle de la pousse , & généralement de toutes les affections de
poitrine ; elle est un égout très-difficile
à remplacer , & dont la suppression fait
naître des maladies , telles que des an-
gines , des catharres & des dépôts cri-
tiques , qui ont occasionné quelquefois
des convulsions horribles , & la chute
prompte & inopinée des sabots , enfin
la mort de l'animal dans des douleurs
cruelles ; & nous avons vu , dans le
cours de notre pratique , que tous ceux
que nous avons sauvés de ces états
fâcheux , n'ont été soulagés & guéris
qu'en rappelant l'humeur sur la partie
qui en avoit été ci-devant le siége.

X V I I.

Le roux-vieux, fortement étendu ,
profond & ancien , résiste long-temps,
mais il cède , & le traitement fait avec
méthode n'est pas suivi d'accidens ; il

en est de même des dartres, des gales sèches ou humides sur les autres parties du corps.

X V I I I.

LA gale des chiens est d'autant plus rébelle, qu'elle est plus ancienne; le dos est ordinairement la partie qui en est le siége; celle qui affecte le bord des oreilles est encore plus opiniâtre, & si l'on ne s'oppose à l'action des ongles de l'animal sur la partie malade, le virus s'étend, ronge & corrode la peau & les cartilages, comme le feroit un véritable chancre.

X I X.

NOUS ajouterons qu'en général la gale qui nous a paru la plus difficile à guérir, étoit accompagnée d'une forte tuméfaction dans les tégumens, d'une abondante sécrétion de crasse ou d'écailles, d'une ample évacuation de matière roussâtre & purulente au travers des vaisseaux ouverts & lacérés des fibres cutanées.

X X.

A l'égard de celle qui est suivie de délabrement dans les tégumens , de l'atrophie du malade , d'une cachexie véritable , du dégoût , de la tristesse , de la foiblesse & de la fièvre , elle est absolument incurable.

X X I.

LA gale au surplus se guérit plus facilement l'été que l'hiver, plus commodement & plus facilement dans les pays tempérés que dans ceux du Midi & du Nord ; elle est plus rébelle dans les terreins bas & marécageux que dans les lieux élevés & secs, plus dangereuse & plus difficile à guérir dans les tempéramens bilieux & phlegmatiques , que dans les tempéramens sanguins , &c.

X X I I.

Soins & Régime.

LA nourriture sera en proportion de l'état actuel des animaux , celle des chevaux , mulets , &c. qui seront maigres, sera de nature à les restaurer; l'eau blanchie par le son ou la farine de froment, l'orge grué & macéré dans l'eau, le meilleur foin, la meilleure paille & une légère quantité d'avoine bien nette, leur seront donnés en proportion de leur taille, de leur appétit & de leur maigreur; on la diminuera au contraire à ceux qui seront en bon état, elle pourra être la même que celle dont ils faisoient précédemment usage, si elle est saine & bien récoltée. Quant à ceux qui seront trop gras & dans l'obésité, leur nourriture sera composée d'eau nitrée, de paille & d'avoine en petite quantité.

Il en sera de même pour le choix de la nourriture des bêtes à cornes; celles qui pourront aller aux champs, seront conduites de préférence sur les terreins secs & élevés, elles seront abreuvées de l'eau la plus claire & la plus pure possible, on aura les mêmes soins pour les moutons, la chèvre & le bouc.

Le cochon sera nourri avec des alimens sains, tels que le gland, l'orge cuit, &c. l'eau qu'il boira sera limpide & renouvelée souvent.

La nourriture que l'on donnera au chien, sera la chair crue très-fraîche, le pain sec & l'eau pure ; les proportions de ces alimens seront toujours relatives à la force des sujets, & à l'état d'embonpoint ou de maigreur ; les chiens voraces auront de gros os, autour desquels on aura laissé un peu de viande.

Il faut tenir les animaux couverts & à l'abri du contact de tout air froid, & s'opposer à ce qu'ils ne portent les dents sur les parties malades, & n'atteignent les corps voisins pour se frotter ; enfin, on ne doit pas omettre que les couvertures, les licols, la litière, & généralement tout ce qui les entoure doit être nettoyé, lavé & renouvelé souvent ; on met des muserolles à ceux qui en sont susceptibles, pour les empêcher de se lécher, de se mordre, &c.

Cette maladie étant au surplus contagieuse, la première attention est de séparer les animaux sains des malades.

La pouffière qui s'élève des animaux galeux que l'on broffe & que l'on étrille, pouvant tomber fur les fains & leur donner la gale, les premiers feront panfés dans des lieux très-éloignés des feconds.

XXIII.

Traitement local.

Tous les animaux doivent être tenus dans la plus grande propreté, la gale étant une maladie qui tend à dépurer la maffe des humeurs (IX) ; on ne fauroit trop en favorifer la fortie, (en ce qui concerne les bêtes à cornes, le cheval, le mulet & l'âne) par le panfement de la main, par les lotions & fomentations émollientes *(N.° 1.)* au moyen defquelles on lavera fortement & pendant long-temps les parties des tégumens tuméfiées, après les avoir bien bouchonnés & étrillés à fond ; on fe fert pour le bœuf & les chevaux à poil long d'un gros mâchefer très-raboteux, à la faveur duquel on frotte & racle fortement les endroits endommagés par le virus. On répète ces opérations matin & foir ; mais fi la gale eft plus incommode, & que l'animal foit très-avide de fe gratter, on les répète plus fouvent ; on eft même quelquefois forcé d'excorier les tégumens à force de paffer l'étrille, à l'effet de faire ceffer le prurit, en ce cas on maintient des compreffes imbibées de décoctions mucilagineufes & calmantes (*N.º 2.*) pour appaifer la douleur & l'inflammation qui fuivent un frottement auffi long-temps continué, on renouvelle ces compreffes fouvent, & on les maintient conftamment imbibées de cette liqueur tiède.

Lorfque la gale n'affecte que les extrémités, on fe contente de les broffer & bouchonner, de les faire tremper dans un baquet ou un feau rempli de décoction émolliente d'une chaleur un peu plus que tiède.

Les parties recouvertes de crins, telles que le toupet, la crinière & la queue, &c. feront tondues très-près, frottées avec le mâchefer , brossées , lotionnées & lavées comme les précédentes.

Les moutons feront tondus *(a)* , brossés & lavés , on les laissera sécher , & ensuite on les onctionnera dans les endroits galeux avec le sain - doux ou le beurre frais , ou l'onguent populeum ; les Bergers se servent ordinairement du goudron , de l'huile de Cade , de l'essence de térébenthine incorporée dans une graisse quelconque ; mais ces topiques employés seuls , répercutent la gale & ne la guérissent qu'en apparence, la maladie change de face & se convertit presque toujours en d'autres plus sérieuses, à moins que les animaux guéris par cette méthode , ne soient vendus promptement au Boucher , ainsi qu'il n'arrive que trop souvent.

On coupera la soie du cochon sur

(a) Le sacrifice de la laine est indispensable , on doit d'autant moins hésiter à le faire , que la laine des parties affectées de gale , tombe toujours spontanément.

tous les endroits galeux, on les frottera avec le mâchefer, & on les lavera ainfi qu'il eft prefcrit.

On fera la même chofe à l'égard du chien, du bouc & de la chèvre, cependant on a obfervé que ces animaux, d'un tempérament plus vif & plus irritable, fe trouvoient très-bien d'un bain tiède, fait d'une décoction de fon, que l'on fait prendre aux chiens furtout, deux fois par jour, & fi la démangeaifon eft très-confidérable, le bain fera compofé d'une décoction de pavot, ou d'une infufion de fleurs de coquelicot.

Les dartres, foit qu'elles occupent la tête, foit qu'elles attaquent les autres parties du corps, cèdent plus promptement & plus fûrement aux délayans, aux mucilagineux & aux gommeux, qu'aux remèdes actifs. Les topiques qui nous ont paru les plus convenables, n'ont jamais été les defficatifs ; mais les émolliens, tels que le lait de vache, la décoction de graine de lin, de racine d'althéa, &c. ils affoupliffent les tégu-

mens, arrêtent les progrès du mal &
éteignent le prurit ; lorfqu'il a perfiflé,
nous avons eu recours aux véficatoires,
leur effet paffé, on s'eft fervi d'un
mélange de parties égales d'huile de
laurier & d'onguent mercuriel, qui a
enlevé & détruit entièrement le mal
local : il nous a paru que le virus, détruit
par cette voie, n'étoit fujet ni à des
récidives, ni à des métaftafes, fur-tout
lorfque nous avons eu la précaution de
terminer la cure par un purgatif ou deux,
ainfi que nous l'indiquerons.

A l'égard des dartres très-anciennes,
qui couvrent entièrement la tête de
certains chevaux, nous nous contentons,
pour arrêter les progrès du mal, de faire
lotionner la partie malade plufieurs fois
dans le jour, avec du lait chaud coupé
avec de l'eau commune, & de les
onctionner le foir avec l'onguent populeum bien frais ; on l'enlève le lende-
main au matin, pour baffiner & lotionner
de nouveau : on paffe un féton au
poitrail, & on n'a recours aux onctions
d'onguent mercuriel & d'huile de laurier,

que

que lorsque la suppuration par les sétons est bien établie.

Le roux-vieux demande, outre les ablutions prescrites dont on doit faire un assez long usage, beaucoup d'opérations de la main; pincez chaque pli par le moyen d'une paire de tenettes, & pressez assez fortement pour faire sortir le pus & l'oestre, contenus assez souvent dans chaque pustule: s'il y a des clapiers, ouvrez-les, & pincez encore, lavez, brossez & nettoyez à fond plusieurs fois le jour, toutes les parties de la crinière; les animaux auxquels on fait cette opération paroissent éprouver une sensation agréable, & cette sensation cesse lorsqu'on a assez exprimé la suppuration que cette tumeur contenoit, ce qui guide sur le temps pendant lequel on doit pincer & tenailler ainsi l'animal.

Quant au *lézard*, on commence par onctionner les parties tuméfiées avec le sain-doux, le beurre frais ou l'onguent populeum, ce qui facilite l'éruption; lorsqu'elle se fait mal, on ajoute à l'une de ces substances partie égale d'onguent mercuriel, dans lequel on incorpore un peu d'euphorbe & de cantharide ; on continue ces onctions jusqu'à ce que l'éruption soit complète & que les parties soient détuméfiées ; alors on se sert de l'onguent citrin *(N.° 8)* *.

Les linimens & les frictions antipsoriques proprement dites, ne doivent être employés que sur la fin de la maladie, & lorsqu'il suffit (le virus étant détruit) de donner au derme le degré de fermeté & de tension qu'il doit avoir, ces topiques étant tous plus ou moins toniques, plus ou moins stiptiques & plus ou moins dessicatifs, mais nous y reviendrons.

X X I V.

Traitement.

APRÈS deux ou trois jours de régime & de traitement local, saignez les chevaux & les mulets à la veine de l'éperon ou aux ars, les bêtes à cornes le seront aux veines mammaires ; il est dangereux

---

* Voyez les formules médicinales ci-après.

de pratiquer cette opération à la jugulaire des grands animaux, le prurit se montre aussitôt dans la petite plaie qui a fourni passage au sang, l'animal se frotte, il en résulte des trombus considérables ; la tuméfaction des vaisseaux, des muscles fléchisseurs du cou, établit la suppuration, forme des clapiers & des fusées qui détériorent toutes les parties, & notamment la jugulaire ; si pareil accident arrivoit, & que la veine opposée fût détruite, ainsi qu'on le voit très-souvent, la vie feroit en danger. *(Voyez le Traité de la Saignée & celui des Tumeurs).*

On ne répétera pas cette opération, à moins qu'il ne survienne quelque accident : on fera prendre trois fois le jour, un breuvage composé de substances délayantes & tempérantes *(N.º 11).*

Outre ces breuvages, donnez trois lavemens émolliens *(N.º 15)* par jour : continuez ce traitement pendant quatre à cinq jours, c'est-à-dire, jusqu'à ce que le ventre soit libre, que les symptômes inflammatoires qui accompagnent ordinairement la gale & une partie du prurit soient dissipés.

Mettez ensuite les animaux à l'usage des breuvages & bols dépuratoires (N.ᵒˢ 12 & 13), pendant l'espace de quatre à cinq jours ; revenez à l'emploi des breuvages tempérans & délayans (N.ᵒ 11) pendant trois à quatre jours. Après ce temps écoulé, pendant lequel on n'aura rien négligé de tout ce qui est prescrit pour le régime, les soins (XXII) & le traitement local (XXIII), les parties des tégumens qui seront affectées du virus psorique seront indubitablement souples, flexibles, & même dépouillées de cette sensation prurigineuse qui se dissipe la dernière ; tel est le moment à saisir pour employer à l'extérieur les topiques antipsoriques proprement dits, l'onguent mercuriel préparé, ainsi qu'il est formulé (N.ᵒ 7), sera appliqué en frictions, de la manière suivante. On sait que le mercure donné intérieurement, ou appliqué à l'extérieur, porte aux glandes salivaires ;

cet effet eſt encore plus marqué , & forme des impreſſions plus fortes dans l'animal , ſur-tout dans le cheval , que dans l'homme , ainſi l'on doit uſer de beaucoup de précautions. Nous ſuppoſerons qu'un animal de forte eſpèce , un cheval ou un bœuf , &c. ait de la gale ou des dartres ſur toute la ſurface du corps , & nous allons indiquer l'ordre à ſuivre dans l'emploi des frictions.

La doſe pour chacune , ſera de deux gros , & elles ſeront répétées tous les jours dans l'ordre ſuivant ; les premières ſe feront ſur la tête , le poil ayant été coupé très près ; enſuite ſur l'encolure , le dos , ainſi de ſuite juſqu'aux extrémités , ſans omettre aucune des parties affectées du virus.

Même choſe s'obſervera à l'égard des petits animaux ; les chiens ſont ceux qui exigent la plus légère doſe de cet onguent ; elle ſera d'un gros tous les trois jours ; l'ordre des frictions ſera le même que pour les autres animaux.

Cet onguent a peu d'effet ſur la

peau des moutons & des cochons, &
ne réussit bien que sur les parties dépouillées de laine & de soie ; on peut
l'employer à la dose d'un gros, & dans
le cas de son insuffisance, on aura recours à celui décrit (N.º 9) , dans
lequel entre le sublimé ; les autres parties affectées de gale, seront lotionnées
& bassinées avec la liqueur antipsorique
formulée (N.º 4) ; elle sera très-
chaude, il suffit qu'elle ne brûle pas.

On se servira encore de cette liqueur
sur les parties des tégumens des chevaux, des bœufs, dont la gale auroit
résisté aux frictions mercurielles ; ces
lotions seront renouvelées matin & soir,
& seront continuées jusqu'à entière
cessation du prurit.

Les dartres qui auroient résisté au
mercure & à ces lotions, seront frottées & recouvertes d'extrait de Saturne
(N.º 5).

Les simples demangeaisons des jam-
bes des chevaux, seront bassinées avec
de l'eau végétominérale (N.º 6) , elle
sera employée chaude, & les lotions

seront renouvelées & répétées en proportion que les demangeaisons seront
plus grandes ; mais nous le répétons,
ces topiques ne doivent être mis en
usage que lorsque les parties seront bien
assouplies & relâchées.

Nous indiquerons le moyen de remé-
dier aux accidens que le mercure peut
occasionner dans l'arrière - bouche , il
enflamme & tuméfie cette partie , les
parotides sont gorgées, l'animal salive,
la respiration est gênée, & la déglutition
est interrompue : dès les premiers symptômes de cet évènement, supprimez toute
friction ; ôtez l'onguent mis précédemment, lavez à fond toutes les parties
avec une décoction de son , injectez
dans la bouche du malade , une décoction d'orge mielée & camphrée (N.° 3),
réitérez ces injections toutes les heures,
& faites - en avaler le plus que vous
pourrez ; si elles étoient insuffisantes,
ayez recours à la saignée, aux lavemens
& aux breuvages purgatifs (N.ᵒˢ 15 &
16) , & si les accidens sont encore plus
pressans , que la respiration soit très-

laborieufe, ne perdez point de temps, procédez à l'opération de la broncho-tomie *(a)* : mais il eft rare d'être forcé d'y avoir recours, fur-tout fi l'on a été attentif, & fi l'on a mis à temps en ufage les moyens indiqués.

Les dartres qui occupent la tête des chevaux, ne cèdent à ces lotions & frictions, qu'autant qu'on les a fait fup-purer par l'onguent véficatoire *(b)* ; on l'applique fur les endroits les plus en-dommagés, & ce n'eft qu'autant que la cicatrice des ulcères qu'ils auront établis, fera faite, que vous aurez recours aux frictions mercurielles *(N.° 7* ou *8)* , & aux lotions *(N.° 4)* , fi les frictions font infuffifantes.

Les moutons affectés du lézard, de-mandent, outre les onctions prefcrites (XXIII), l'adminiftration du breuvage *(N.° 12)* , avec addition de fleur de

----

(a) Voyez *Efquinancie* , où il eft fait mention de cette opération.

(b) Voyez les formules du Traité du char-bon.

foufre & d'antimoine diaphorétique, à la dofe indiquée (N.º *13*) ; on n'a recours aux autres médicamens prefcrits qu'autant que ceux-ci font infuffifans, ce qui eft infiniment rare, leur ufage au bout de fix à fept jours, a fuffi dans nombre d'occafions pour guérir des lézards épizootiques qui régnoient depuis très-long-temps, qui avoient fait périr un grand nombre d'animaux, & qui avoient réfifté à tous les prétendus fpécifiques des Bergers.

Le roux-vieux fera traité de la même manière; mais il cède affez facilement aux frictions, ainfi que la gale qui occupe le tronçon de la queue, & ce n'eft que rarement qu'on eft obligé d'avoir recours aux lotions antipforiques (N.º *4*) ; on doit avoir la plus grande attention d'empêcher que les animaux ne fe mordent & ne fe lèchent les parties couvertes de ces onguens, dans lefquels entrent ces fubftances cauftiques, ils s'empoifonneroient indubitablement; cependant comme ils font de la plus grande utilité dans certaines gales rebelles, il importe d'indiquer la manière d'en arrêter les progrès sinistres sur l'estomac. Donnez sur le champ, l'eau chargée de sel de potasse, ou l'eau alkaline (*N.° 15*), que vous pourrez étendre à la dose de deux ou de trois onces dans une pinte de lait tiède, ou au défaut de potasse, donnez de la lessive ordinaire.

Quant aux ulcères psoriques qui affectent les cartilages des oreilles des chiens braques & courans, on doit, les parties ayant été bien détuméfiées, les amputer à quelques lignes du bord de la plaie, avec le cautère cutelaire, & tenir les parties opérées, dans une espèce de béguin propre à les renfermer, après avoir été enveloppées de plumaceaux chargés d'onguent mercuriel (*N.° 10*); on renouvelle le pansement tous les jours jusqu'à parfaite guérison; même opération à l'égard de la queue; lorsque cette partie est affectée, on l'enveloppe de même, mais on place de plus un cerceau léger que l'on garnit d'une toile, laquelle est percée pour laisser passer la tête du chien & loger le cou ; on fixe le cerceau à cette partie, son étendue s'oppose à ce que l'animal ne puisse atteindre sa queue avec les dents, ce qui facilite infiniment la cure, du reste ce cerceau étant très-léger, ne s'oppose pas à ce que l'animal ne se promène, ne boive, ne mange, &c.

L'usage de ces pansemens locaux n'exclut point le traitement intérieur ; ceux qui feront usage des frictions mercurielles, auront des breuvages dépuratoires (N.º 12) ; on les purgera de temps en temps avec la formule (N.º 15), & ces purgatifs feront donnés de préférence aux chiens chez lesquels la gale est toujours très-rébelle. Il en fera de même de ceux pour lesquels on fera obligé d'avoir recours aux lotions antipforiques (N.ºs 4, 5 & 6), ces lotions étant toutes plus ou moins répercussives, on doit prévenir les effets qui résulteroient de la rentrée de la gale, par un ou deux purgatifs (N.º 15), ainsi que par des lavemens de la même nature (N.º 16), & par l'usage des sudorifiques *(N.° 14)*, pendant l'emploi de ces topiques & dans l'intervalle des purgatifs.

Tel est l'ordre du traitement général que l'on doit suivre pour la destruction de ce virus, il est préférable à l'huile de Cade & à celle de térébenthine, que l'on emploie ordinairement, sans autre préparation, pour la guérison de cette maladie ; ces huiles arrêtent effectivement l'effet des gales récentes ; mais la somme des maux qu'une guérison aussi prématurée fait naître, est d'une conséquence infiniment plus grande que la maladie que l'on vient de dissiper ; les viscères renfermés dans la poitrine, sont ordinairement ceux qui souffrent le plus de la guérison prématurée de la gale. Dès que vous aurez le plus léger indice de cette lésion, après une semblable cause, ne perdez pas un instant, faites aussitôt appliquer les vésicatoires sur la partie, ou les parties ci - devant affectées de virus, donnez les béchiques adoucissans ou incisifs que la lésion des poumons paroîtra exiger, & faites suppurer le plus long-temps qu'il sera possible, les ulcères résultans de l'application de ces topiques ; & pour peu que vous redoutiez un reste d'humeur sur les poumons, placez un séton au poitrail ou sous le sternum, de chaque côté des muscles pectoraux.

Le virus dont il s'agit est-il la suite d'une maladie plus grave ! son éruption fait-elle disparoître les symptômes de la précédente ! ajoutez aux médicamens qui conviennent à la maladie essentielle, des sudorifiques & des fondans : les topiques aqueux, capables de relâcher & d'ouvrir les pores évaporifères, sont les seuls antipsoriques à employer.

L'éruption est-elle lente & difficile ! soulage-t-elle peu le malade ! augmentez les forces vitales, en associant aux sudorifiques des cordiaux, & en appliquant les vésicatoires en plus ou moins grande quantité, sur les efflorescences psoriques.

FORMULES MÉDICINALES.

(N.° 1).

Fomentation émolliente.

PRENEZ feuilles de mauve, de violette & d'épinards , de chaque deux fortes poignées ; faites bouillir dans trois pintes d'eau commune jusqu'à ce que ces végétaux soient cuits ; coulez & faites usage de cette liqueur étant encore chaude & non brûlante, pour laver & fomenter , ainsi qu'il est dit.

(N.° 2).

Fomentation mucilagineuse & calmante.

PRENEZ racines d'althéa, coupées par tranches, quatre onces ; graine de lin, une poignée ; fleurs de coquelicot, deux poignées : faites bouillir dans même quantité d'eau que ci-dessus.

(N.° 3).

Gargarisme.

PRENEZ orge entier, une forte poignée ; faites bouillir pendant un quart-d'heure dans quatre pintes d'eau commune ; coulez ; ajoutez miel commun, demi-livre ; eau-de-vie camphrée, deux onces.

(N.° 4).

Lotion antipsorique.

PRENEZ urine humaine, trois pintes ; lait de vaches, une pinte ; tabac en feuilles, quatre onces : faites bouillir à petit feu dans un vase de terre, pendant quinze à vingt minutes ; retirez du feu, laissez infuser, & conservez pour l'usage.

Cette liqueur se conserve sept à huit jours en hiver, quatre en été, on l'emploie chaude ; le tabac sert d'éponge, on a soin de le remettre dans la liqueur après s'en être servi.

(N.º 5).

Extrait de Saturne.

PRENEZ litharge en poudre, & vinaigre, de chaque trois livres ; faites bouillir à petit feu, dans une casserole vernissée, pendant l'espace d'une demi-heure à trois-quarts d'heure ; remuez avec une spatule de bois à mesure de l'évaporation ; laissez reposer & versez la liqueur par inclination, dans une bouteille, dans laquelle vous la conserverez, après l'avoir bien bouchée.

(N.º 6).

Eau végéto-minérale.

PRENEZ eau commune, la plus pure possible, huit livres ou quatre pintes ; extrait de Saturne (N.º 5).

une

une once; eau-de-vie, quatre onces;
battez & agitez ces liqueurs ensemble,
elles blanchiront comme du lait.

(N.° 7).

Onguent mercuriel.

PRENEZ mercure
   coulant. . . . . } parties égales.
Graisse de porc. . . . .

  Mettez dans un mortier de marbre
ou de fer, triturez à l'aide d'un pilon
de bois ou de fer, le mercure avec
un peu de vieux onguent mercuriel ou
simplement de térébenthine, jusqu'à
ce qu'il soit parfaitement divisé : on
reconnoît que la division est parfaite,
lorsqu'en prenant un peu de mélange, & en le frottant sur la main ou
encore mieux sur du papier Joseph,
on n'aperçoit plus de globules, alors
on ajoute peu-à-peu la graisse que
l'on a fondue à une douce chaleur,

on triture jusqu'à ce qu'elle soit parfaitement refroidie.

(N.° 8).

Autre onguent sans mercure.

PRENEZ graisse de porc, six livres ; eau-forte, dix-huit onces : faites fondre la graisse dans un plat vernissé, laissez-la sur le feu jusqu'à ce qu'elle fume ; alors ajoutez peu-à-peu l'eau-forte, il s'excite sur le champ une effervescence ou bouillonnement qui exige que l'on emploie un vase de grandeur triple de celle que demande la matière qu'il contient ; alors on retire du feu le mélange que l'on agite sans cesse jusqu'à ce qu'il acquierre, par le refroidissement, la consistance de bouillie ; & on garde pour l'usage.

(N.° 9).

PRENEZ onguent mercuriel ci-deſſus, demi-livre; huile de laurier, quatre onces; fleurs de ſoufre, trois onces; ſublimé corroſif en poudre très-fine, demi-once; mêlez le tout enſemble, en broyant exactement dans un mortier de marbre avec un pilon de bois.

Si ce mélange avoit trop de conſiſtance, vous ajouterez quelques gouttes d'huile, ou du ſain-doux, ou du beurre frais.

(N.° 10).

PRENEZ onguent mercuriel (N.° 7), quatre onces; huile de laurier, deux onces; fleurs de ſoufre, une once; précipité rouge, deux gros: mêlez & incorporez comme ci-deſſus.

(N.° 11).

Breuvages.

PRENEZ décoction de la formule (N.° 1), une pinte; ajoutez ſel de nitre, une once; tartre de vin, deux onces : faites bouillir jusqu'à ce que ce dernier sel soit dissout, & donnez-en une seule dose pour un breuvage aux grands animaux ; un quart de dose suffira pour le mouton, la chèvre, le cochon, & le chien de la forte espèce.

(N.° 12).

PRENEZ fumeterre, deux poignées; racines de patience & d'aunée coupées par tranches, de chaque une once : faites bouillir dans deux pintes d'eau commune jusqu'à réduction d'un quart; retirez du feu, ajoutez sel ammoniac, une once ; laissez refroidir, donnez à la dose du breuvage précédent, après avoir fait avaler le bol suivant.

(N.° 13).

Bol.

PRENEZ fleurs de soufre, une

once; mercure doux, deux gros; antimoine diaphorétique non lavé, quatre gros; miel commun, suffisante quantité pour incorporer ces substances, & en faire un bol que vous donnerez le matin, l'animal étant à jeun.

La dose de ce bol est fixée pour les grands animaux; elle sera réduite en proportion de leur espèce & de leur taille; le mercure doux sera supprimé pour les chiens & les moutons, la fleur de soufre peut leur être donnée jusqu'à trois gros, & l'antimoine diaphorétique, d'un à deux gros & demi; cette dose sera diminuée en proportion de la foiblesse des animaux.

(N.° 14).

PRENEZ fleur de sureau, une forte poignée; bois de gayac coupé par tranches, deux onces: faites bouillir le bois dans trois chopines d'eau com-

mune jufqu'à réduction d'une pinte ;
retirez du feu, ajoutez la fleur de
fureau ; plus, fel ammoniac & fleurs
de foufre, de chaque une once : la
dofe de ce breuvage fera la même
que celle de la formule *(N.° 11)*.

(N.° 15).

Breuvage purgatif.

PRENEZ aloès, une once & demie ;
vinaigre tartarifé, quatre onces ; miel
commun, trois onces : mêlez, broyez
& donnez-en une feule dofe le matin,
l'animal étant à jeun, & n'ayant pas
eu à fouper la veille : faites prendre
par - deffus quelques cornées d'eau
commune.

Cette dofe eft pour les chevaux,
bœufs & vaches, de la grande taille ;
on aura à la diminuer d'un quart pour
ceux d'une taille moyenne, & de
moitié pour les petits.

Pour les moutons, les cochons, les

boucs & les chiens de la forte espèce.

Prenez aloès, un gros; vinaigre tartarisé, demi-once; miel, une once: mêlez, broyez & donnez comme ci-dessus.

On la diminuera encore pour ceux d'une taille moyenne, & ainsi en proportion pour les petits & les plus foibles.

Manière de faire le vinaigre tartarisé.

Prenez sel de potasse, deux onces; eau commune, quatre onces: faites dissoudre & filtrez, vous aurez l'eau alkaline.

Ajoutez à cette eau, vinaigre, une livre & demie, vous aurez le vinaigre tartarisé ou terre foliée de tartre liquide.

(N.° 16.)

Lavement purgatif.

PRENEZ séné, trois onces; jetez

dans eau bouillante, une pinte ; laissez infuser deux heures ; coulez, ajoutez sel commun, deux onces : faites dissoudre & donnez pour un lavement.

La partie de cette liqueur, composant un lavement pour les petits animaux, sera coupée d'un tiers d'eau commune.

(N.° 17).

PRENEZ une pinte de décoction (N.° 1) ; ajoutez miel, trois onces ; & huile, une once.

FIN.